Wickel

EVELIN HABICHER

Wickel

.... ❧ ....

*Sanfte Anwendungen
für Babys und Kleinkinder*

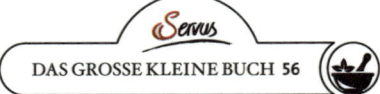

Servus

DAS GROSSE KLEINE BUCH 56

Inhalt

Vorwort

*Kinder werden meist dann krank, wenn es gerade gar
nicht passt: in der Nacht, am Wochenende oder im Urlaub.
Gut, wenn man weiß, wie man seinem kranken Baby
oder Kleinkind in dieser Situation helfen kann.
Wickel und Kompressen lindern Beschwerden rasch,
verbessern den Zustand und überbrücken die Zeit
bis zum Arztbesuch.*

Das vorliegende Wickelbuch ist ein Einsteigerbuch für
Mütter und Väter. Viele Eltern sind heute auf sich allein gestellt, denn Großeltern, Tanten oder sonstige Verwandte
wohnen weit weg und können oft nur per Telefon gute Rat-
schläge beisteuern. Viel Erfahrungswissen ist verloren ge-
gangen. Junge Familien müssen mühsam altes Gesundheits-
wissen neu lernen, aber es lohnt sich. Denn Wickel sind eine
sinnvolle Ergänzung und Bereicherung der Schulmedizin.
Sehr viele Ärzte begrüßen das Engagement der Eltern, die
Gesundung ihres Kindes aktiv zu unterstützen.

Sie werden sehen, wie einfach und zielführend eine Wickelanwendung ist. Die Materialien und Zutaten sind der heutigen Zeit angepasst und praktisch in jedem Haushalt vorhanden. Aus meinem beruflichen Wissen als Diplomkrankenschwester und privaten Erfahrungen als dreifache Mutter und dreifache Großmutter weiß ich, dass man mit Wickeln eine besondere Nähe zu seinem Pflegling aufbaut, die als wohltuend und beruhigend empfunden wird. Speziell Kinder benötigen diese Nähe in schwierigen Zeiten.

In diesem Buch stelle ich Ihnen sehr einfache Wickel und Kompressen vor, die ausgezeichnet verträglich sind und leicht von der Hand gehen. Ich möchte Ihnen Mut machen, damit zu beginnen und in kleinen Schritten die Anwendung von Wickel und Kompressen zu erlernen.

Ihre Evelin Habicher

Was sind Wickel und Kompressen?

Wickel und Kompressen gehören zur Gruppe der naturheilkundlichen oder komplementären Maßnahmen. Sie haben eine lange Tradition als sogenanntes Hausmittel. Nachdem Wickel und Kompressen einige Zeit als unmodern galten, sind sie heute wieder ein fester Bestandteil der professio-

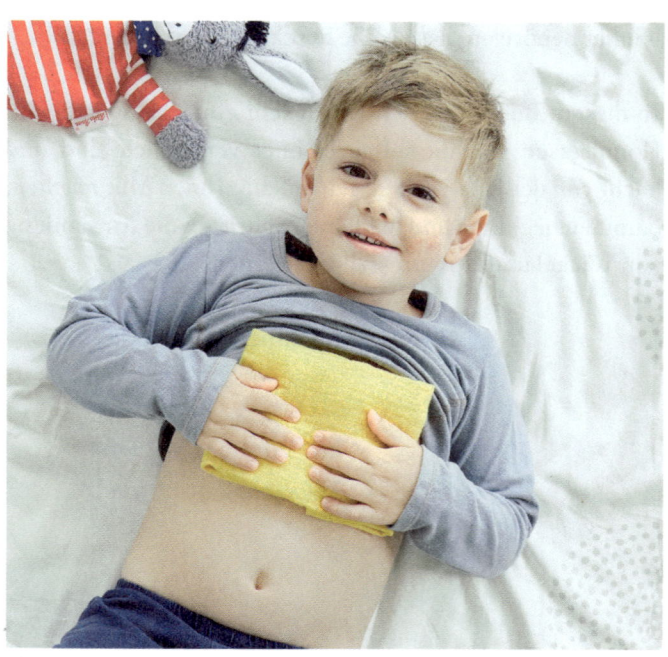

nellen Pflege und erfreuen sich zunehmender Beliebtheit.
Wickel ist nicht gleich Wickel. Umgangssprachlich wird der
Begriff Wickel für verschiedene Anwendungen als Sammel-
begriff gebraucht. Wickel und Kompressen werden unter-
schieden nach der Anwendungsform, Temperatur oder der
jeweiligen Wirksubstanz. Sie werden oft nach der Körperre-
gion oder den Organen, auf die sie aufgelegt werden, be-
nannt. Wickel und Kompressen (Umschlag, Auflage) unter-
scheiden sich nur durch die Auflageart des Innentuchs.
Dieses ist oft mit Wasser oder einer Wirksubstanz getränkt.
In diesem Buch verwende ich einfachheitshalber den Begriff Wickel.

Was bewirken Wickel bei Ihrem Kind?

Wickel wirken auf körperlicher, seelischer und emotionaler
Ebene. Durch gemäßigte Wärme kommt es zu einer Schmerz-
linderung, sanfte Kälte sorgt für Abschwellung und reduziert
ebenfalls Schmerzen. Der Wickel gibt dem Körper einen
sanften Anstoß zur Selbstheilung. Bei jeder Wickelanwendung steht man mit dem Kind in direktem Kontakt. Das
Kleine fühlt sich umhüllt, verstanden und angenommen.
Wickel vermitteln Geborgenheit, Wohlgefühl und lassen Ihr
Kind zur Ruhe kommen.

Wo sind die Grenzen der Selbstbehandlung und wann ist der Arztbesuch notwendig?

- ☞ Bei hohem oder lang anhaltendem Fieber: Fieber ist ein Begleitsymptom von Krankheiten und daher immer ernst zu nehmen.
- ☞ Bei Ohrenschmerzen: Mittelohrentzündungen können zu einer Hörminderung führen, welche auch Auswirkungen auf die Sprachentwicklung Ihres Kindes haben kann.
- ☞ Bei Durchfall, falls dieser länger als ein paar Stunden andauert: Durchfälle bei kleinen Kindern können rasch zu lebensbedrohlichen Zuständen durch Austrocknung führen.
- ☞ Bei starken Bauchschmerzen, wenn Sie sich nicht sicher sind, woher diese rühren: Es kann eine ernst zu nehmende Erkrankung dahinter stecken.
- ☞ Bei Unsicherheit der Eltern: Falls Sie sich nicht sicher sind, suchen Sie auf jeden Fall Ihren Arzt auf. Lieber einmal zu viel als einmal zu wenig.

Bei allen Beschwerden gilt: Je jünger das Kind ist, desto früher muss ein Arzt beigezogen werden. Bei Babys und Kleinkindern, die noch nicht sprechen können, ist es manchmal schwierig zu beurteilen, wo ihnen etwas weh tut oder wie stark die Schmerzen sind.

Wickeln mit Umsicht und Bedacht!

Richtig angewandt, haben Wickel und Kompressen kaum Nebenwirkungen. Allerdings gibt es Grenzen und Gefahren, die zu beachten sind:

- Bevor Sie mit dem Wickel beginnen, lesen Sie bitte genau nach, wie dieser auszuführen ist und wann er nicht angelegt werden darf!

- Es wird immer nur ein Wickel angelegt! Falls Ihr Kind unter mehreren Symptomen leidet, entscheiden Sie sich für das vordringlichste. Als Beispiel möchte ich Ohrenschmerzen mit Fieber anführen. Stehen die Schmerzen im Vordergrund, legt man einen Zwiebelwickel auf. Ist das Fieber sehr hoch, entscheidet man sich für einen Pulswickel.

- Ein Wickel pro Tag ist genug! Aber es gibt natürlich auch Ausnahmen, z. B. beim Fiebersenken oder bei Schwellungen.

- Achten Sie genau darauf, wie Ihr Kind im Wickel reagiert und bleiben Sie bei ihm. Eine gute Beobachtung ist äußerst wichtig. Achten Sie auf Allergien, Hitzestau oder Auskühlung. Kinder haben ein anderes Temperaturempfinden als Erwachsene, sie sind wesentlich sensibler!

☞ Legen Sie nur Wickel an, die für Ihr Kind und die aufgetretenen Symptome geeignet sind!

Wickel werden maximal 5 Tage aufgelegt, manchmal reichen weniger Anwendungen aus. Sollte sich nach 2 Tagen keine deutliche Besserung gezeigt haben, suchen Sie einen Arzt auf.

Kinder sind keine kleinen Erwachsenen, sie haben spezielle Anforderungen und Bedürfnisse.

Sie zeigen meist ungeniert, was sie mögen und vor allen Dingen, was sie nicht mögen. Ein Wickel kann noch so gut helfen: Wenn ein Zweijähriger entschieden „Nein" sagt, kommen wir als Eltern schwer dagegen an. Kranke Kinder sind besonders sensibel und brauchen viel Verständnis und Zuwendung.

Wickelanwendungen von Erwachsenen kann man nicht eins zu eins auf Kinder übertragen. Sie müssen an die Besonderheiten unserer Kleinen angepasst werden, um zu einem guten Wickelergebnis zu kommen. Wickel für Kinder sind schonender, sie belasten den Kreislauf weniger und enthalten schwächer dosierte Zusätze. Außerdem werden sie nicht so eng gewickelt und das Material, der Duft und die Temperatur müssen an die Vorlieben des Kindes angepasst werden. Kinder können ihren Wärmehaushalt noch nicht so gut regulieren wie Erwachsene, deswegen sollte man unbe-

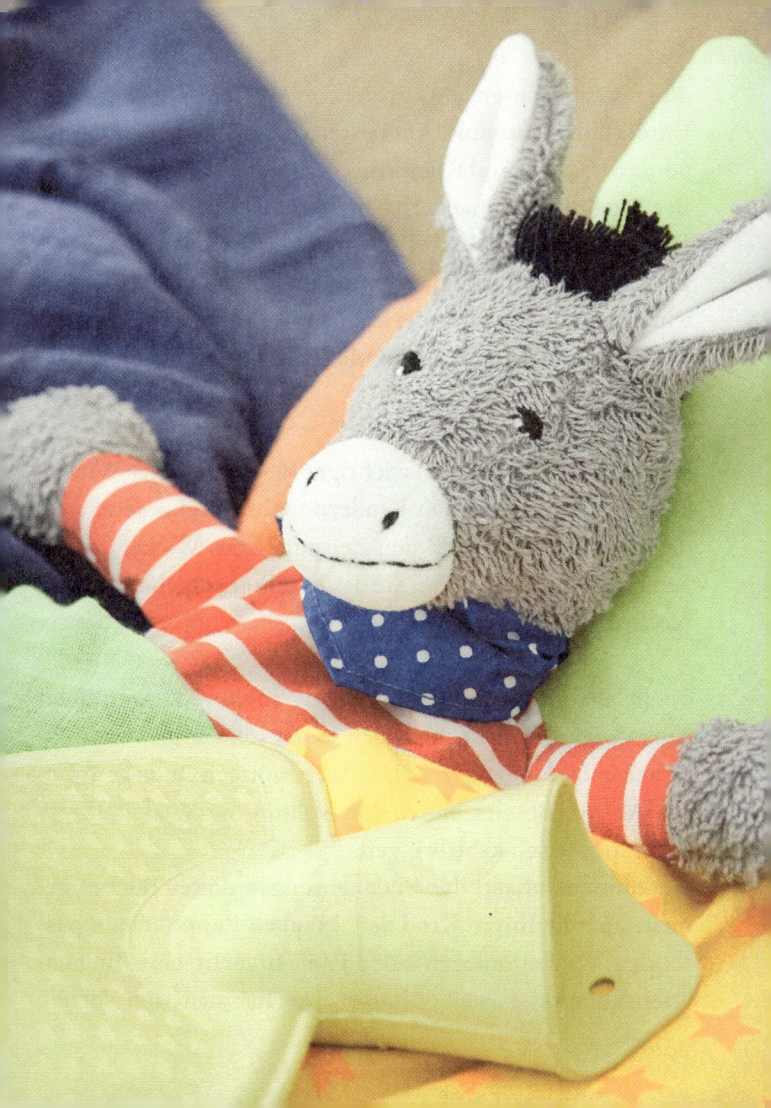

dingt darauf achten, dass es zu keinem Hitzestau oder einer Unterkühlung kommt. Am besten dafür geeignet sind temperierte Wickel und Kompressen.

Bei Säuglingen müssen Sie immer genau beobachten, wie Ihr Baby auf den Wickel reagiert, diesen verträgt und ob sich an seinem Zustand etwas ändert und es sich im Wickel wohlfühlt. Größere Kinder können sich dagegen selbstständig äußern und bereits artikulieren, ob der Wickel für sie angenehm ist.

Nachruhezeiten sind ein wichtiger Bestandteil der Wickel, können aber bei kleinen Kindern nicht durchgesetzt werden. Passen Sie deshalb den Zeitpunkt des Wickels an die Schlafenszeiten an. Wenn Sie das beachten, ergeben sich die Nachruhezeiten wie von selbst.

Nicht alle Kinder sind von Anfang an von Wickeln überzeugt. Viele Kinder fühlen sich in der schwierigen Zeit des Krankseins damit überfordert. Sie benötigen einen gewohnten Ablauf. Bereits im Vorfeld sollten Sie Wickel Ihrem Kind spielerisch nahe bringen.

Sie können anhand der Bildanleitungen dieses Buches gemeinsam mit Ihrem Kind der „kranken Puppe" einen passenden Wickel anlegen oder Papa braucht eine Bienenwachskompresse, weil er hustet. Das hat auch den Vorteil, dass Sie als Eltern die einzelnen Schritte ebenfalls ohne Stress einüben können und dann im Ernstfall bereits die notwendigen Handgriffe beherrschen.

Kinder lernen durch Vorleben! Wenn Sie Beschwerden bei sich selbst auch mit Wickeln und Kompressen lindern, wird Ihr Kind diesem Beispiel gerne folgen. Begleiten Sie zudem Ihr Kind mit viel Nähe und Ruhe. Geschichten vorlesen, auf der Couch gemeinsam entspannen und ein kleines Nickerchen überzeugen oft mehr als Worte.

Für Kinder ist es meist spannend in die Vorbereitungen des Wickels mit einbezogen zu werden.

Falls alles nichts hilft, besteht noch die Möglichkeit den Wickel im Schlaf anzulegen.

Manchmal benötigt es mehrere Anläufe, aber es lohnt sich. In seltenen Fällen muss man sich andere Methoden, wie Bäder oder Einreibungen, überlegen.

Wickelmaterial

Wickel bestehen meist aus einem Innen- und einem Außentuch, das an der jeweiligen Auflagestelle möglichst faltenfrei platziert wird. Wickeltücher sollen aus natürlichen Fasern wie Baumwolle, Leinen, Molton oder Wolle hergestellt sein.

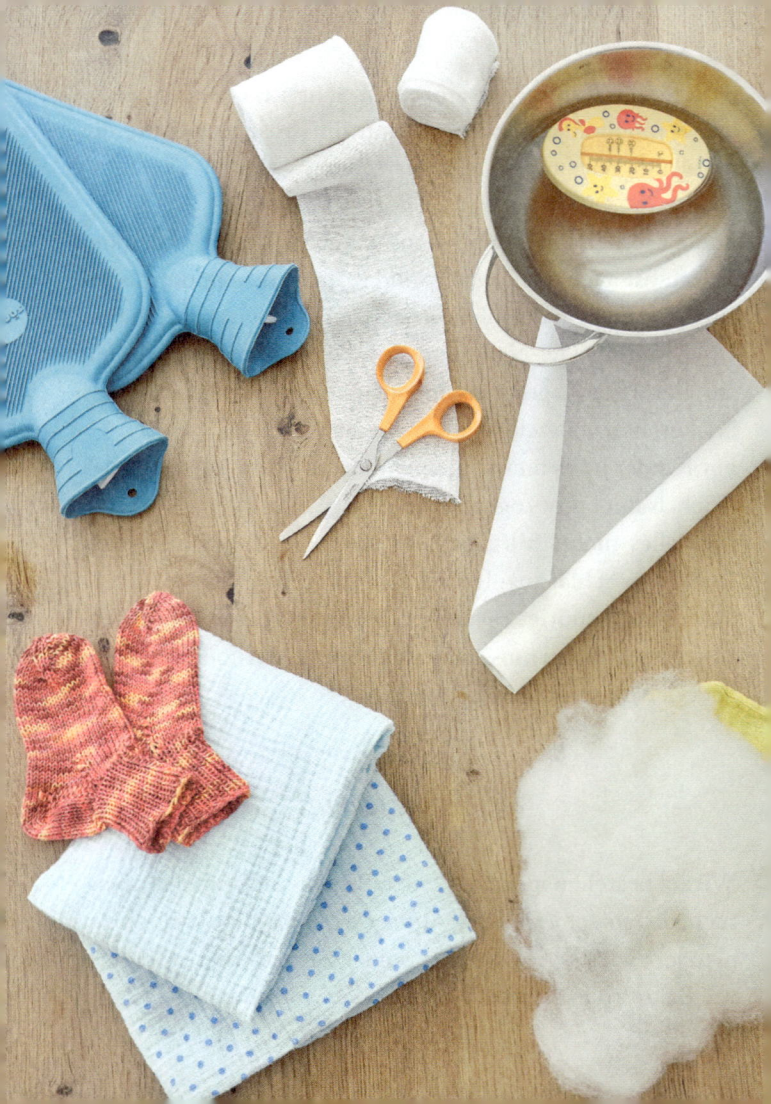

Innentücher aus Baumwolle oder Leinen werden je nach Dicke mehrmals zusammengelegt verwendet und an die Auflagestelle angepasst. Am besten eignen sich dafür kleine Stoffwindeln oder Herrentaschentücher.

Außentücher aus Wolle oder Molton speichern bei temperierten Wickeln die Temperatur. Für das bestmögliche Ergebnis sollte das Außentuch eineinhalbmal um die betroffene Körperstelle gewickelt werden können und in der Breite das Innentuch um 3 bis 4 Zentimeter überlappen. Bei kleinen Kindern eignen sich Kleidungsstücke wie Body, Strampler, Pyjama oft besser zur Fixierung des Wickels. Auch Stirnbänder, Wollschals, Socken oder größere Windeln können dafür verwendet werden. Bei kalten Wickeln wird entweder auf ein Außentuch verzichtet oder nur ein Baumwolltuch locker darüber geschlagen. Achten Sie bei Kindern unbedingt darauf, dass das Material nicht kratzt und sich weich auf der Haut anfühlt.

Außerdem können wir uns mit Zubehör aus dem modernen Haushalt behelfen, wie Wärmflaschen, Badethermometer, Wasserkocher und Schlauchverband aus Baumwolle, der in jeder Apotheke als Meterware erhältlich ist.

Richten Sie einen Wickelkorb oder eine Wickellade ein, dann haben Sie stets alles bei der Hand und können gleich drauflos wickeln.

Checkliste

....

Beschwerden	Wickel	Seite
Angst, Aufregung	Kräutersäckchen mit diversen Kräutern	47
Bauchschmerzen	Kirschkernkissen warm	37
	Ölkompresse	43
Blähungen	Kirschkernkissen warm	37
Bronchitis	Bienenwachskompresse	23
	Zwiebelwickel	26
Drei-Monats-Koliken	Kirschkernkissen warm	37
	Ölkompresse	43
Durchschlafschwierigkeiten	Kräutersäckchen mit diversen Kräutern	47
Einschlafschwierigkeiten	Kirschkernkissen warm	37
	Kräutersäckchen mit diversen Kräutern	47
Erkältungen	Bienenwachskompresse	23
Fieber	Pulswickel	56
Hautpflege bei sehr trockenen Hautstellen	Ölkompresse	43
Husten	Bienenwachskompresse	23
	Zwiebelwickel	26
Hustenreiz	Bienenwachskompresse	23

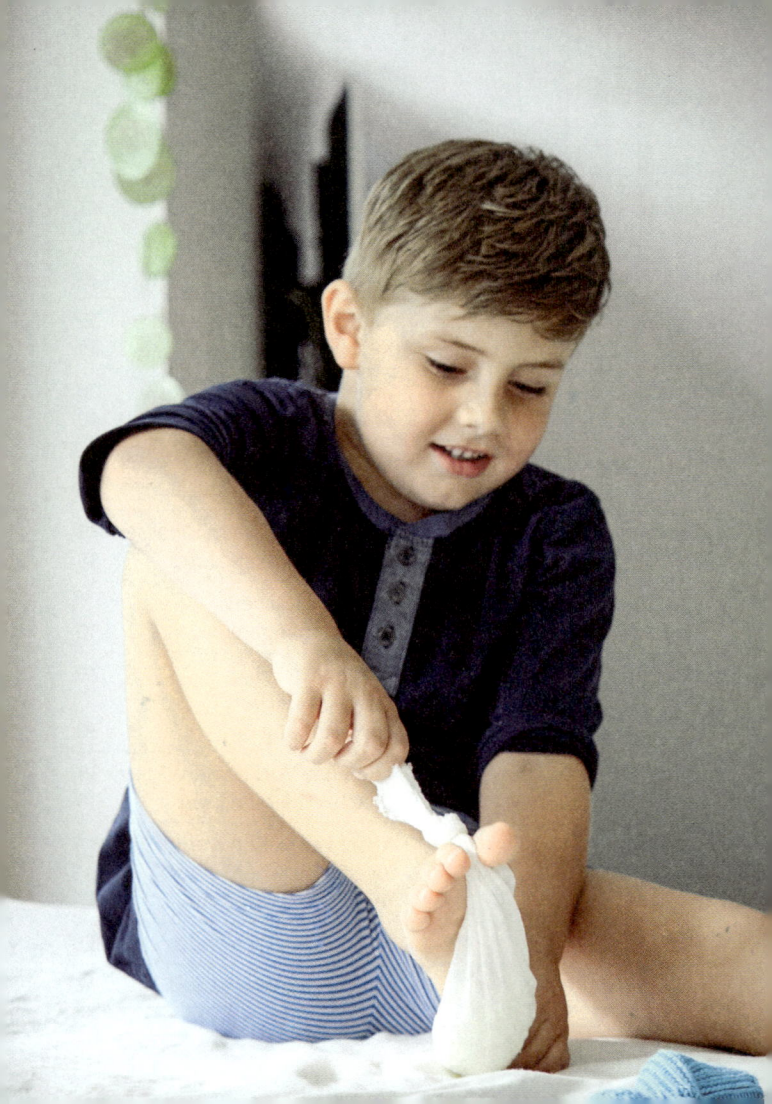

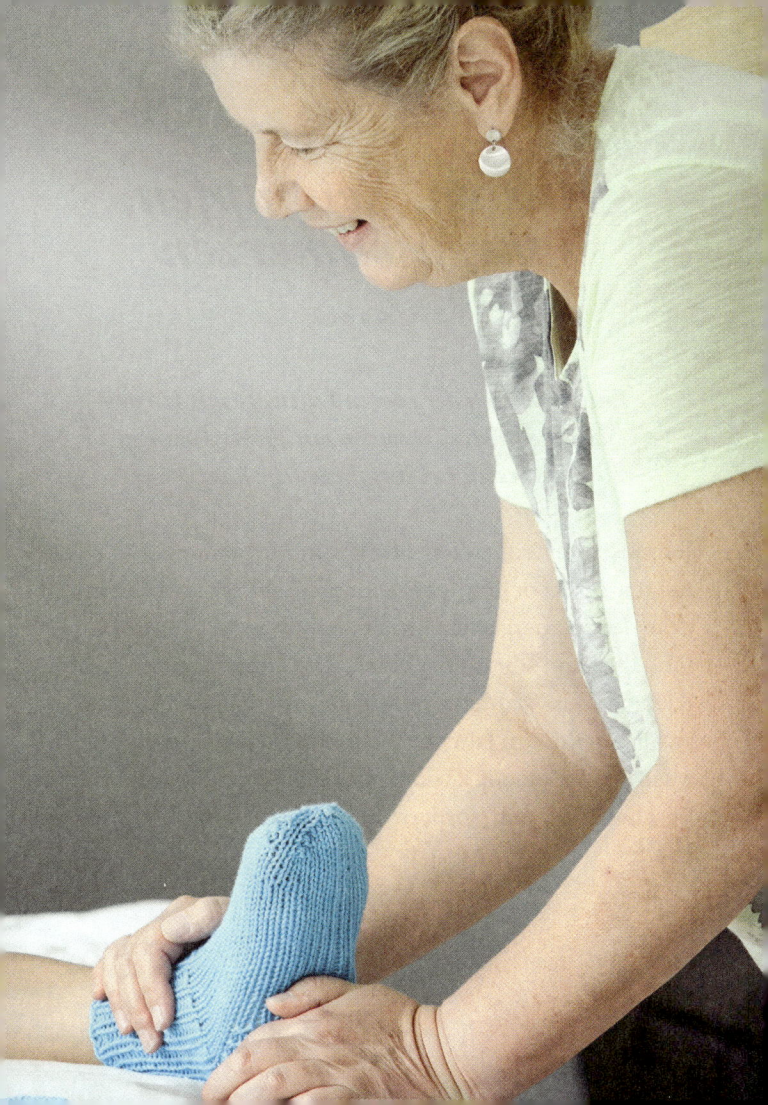

Husten, Schnupfen, Ohrenschmerzen

Entzündungen der oberen Luftwege mit Husten und eventuell verbunden mit Fieber kommen in den ersten Lebensjahren sehr häufig vor.

Ohrenschmerzen treten oftmals in Verbindung mit Erkältungen insbesondere von Schupfen auf. Besonders in der Zeit des Kindergarteneintritts haben viele Eltern das Gefühl, ihr Kind sei ständig krank. Das Immunsystem unserer Kleinen muss sich erst richtig ausbilden, daher sind bis zu zwölf Infekte pro Jahr durchaus normal. Mit einem Bienenwachs- oder einem Zwiebelwickel lindern Sie effektiv die Beschwerden und fördern die Selbstheilungskräfte Ihres Kindes.

Bienenwachskompresse

MAN NEHME
- Bienenwachs-kompresse (Imker, Apotheke)
- Fön oder 2 heiß gefüllte Wärm-flaschen
- Rohwollkissen oder kleine Stoffwindel
- Butterbrotpapier oder kleines Nylonsäckchen zur Aufbewahrung

Für viele Kinder ist die Bienenwachs-kompresse der Lieblingswickel. Sie ist wohltuend, einfach in der Anwendung und angenehm im Geruch. Diese Kompresse kann schon beim Säugling eingesetzt werden. Über den Duft und die Haut gelangen die Wirkstoffe in den kleinen Körper und können ihre hustenreizstillende, schleimlösende, beruhigende, entspannende und schlaffördernde Wirkung entfalten.   ➡➡

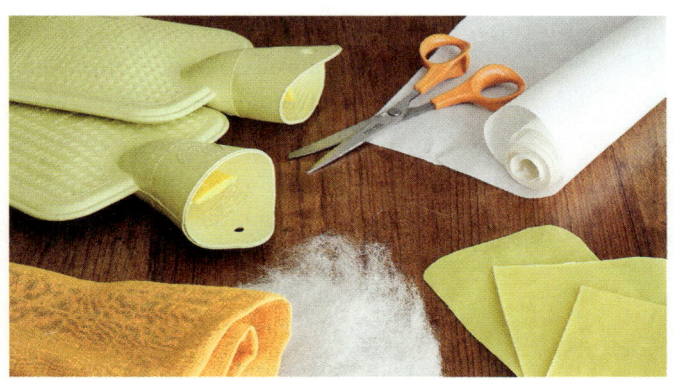

DAUER
- solange es für Ihr Kind angenehm ist; mindestens jedoch 30 Minuten
- Die Bienenwachs-kompresse kann über Nacht belassen werden.

HÄUFIGKEIT
- 1-mal täglich vor dem Schlafen-gehen, solange Beschwerden bestehen; nach 5 Tagen für 2 Tage pausieren

ALTER
- ab Säugling

Anwenden bei Bronchitis, Erkältungen, Erkältungsvorbeugung (Auflagestelle = A: oberer Brustbereich), Husten, Hustenreiz, Leberunterstützung, z. B. bei Neugeborenengelbsucht (A: rechter Oberbauch).

Nicht anwenden bei reizempfindlicher Haut, Hautverletzungen an der Auflagestelle, Allergie auf Bienengift oder Propolis.

Durchführung: Bienenwachskompresse mit einer Schere auf die richtige Größe (soll 2/3 des oberen Brustbereiches abdecken) zuschneiden und Ecken abrunden. Rohwollkissen oder eine kleine Windel und die Bienenwachskompresse mit dem Fön – oder alternativ zwischen zwei Wärmflaschen – von beiden Seiten auf Körpertemperatur anwärmen. Nach einer Überprüfung der Temperatur an Ihrem eigenen Unterarm auf die gewünschte Stelle unter dem Body auflegen und angewärmte Windel oder Rohwollkissen darüberlegen, mit einem Shirt oder Strampler fixieren. Nach der angegebenen Wickelzeit Kompresse entfernen und zur Aufbewahrung wieder in Butterbrotpapier oder ein Nylonsäckchen wickeln. Mit dem Kind anschließend etwa eine Stunde nicht ins Freie gehen.

Zu beachten: Nach der Anwendung die Kompresse nicht wegwerfen. Bienenwachskompressen können mehrere Male verwendet werden, jedoch immer bei derselben Person. Solange die Kompresse gut duftet und sich nicht verfärbt, kann sie verwendet werden, allerdings nicht häufiger als 10-mal.

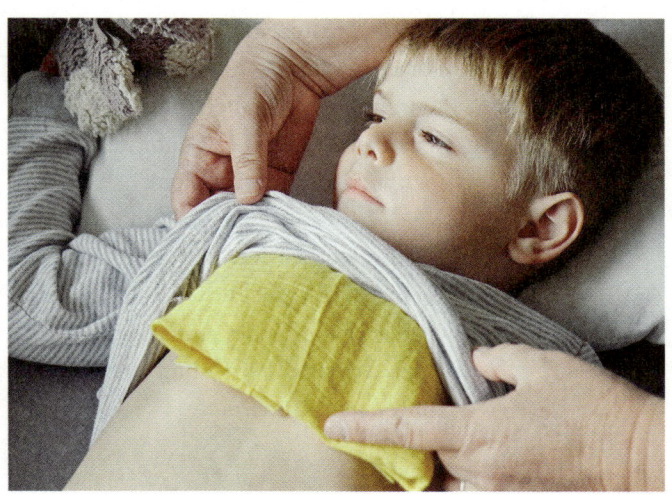

Zwiebelwickel

MAN NEHME
- 1 bis 2 kleine Zwiebeln
- ca. 20 bis 40 cm Schlauchverband Größe 4 oder dünnes Baumwolltuch
- Messer
- Schneidbrett
- Schere
- Butterbrotpapier
- 2 Wärmflaschen
- Baumwollwatte oder Rohwolle
- kleine Windel
- Stirnband bei Ohrenkompressen
- Wollsocken bei Fußsohlenauflagen

DAUER
- 20 bis 30 Minuten

Zwiebeln gehören zu den pflanzlichen Antibiotika und sind vielfältig einsetzbar. Kinder tolerieren den Duft überraschend gut. Zwiebeln wirken abschwellend, antiseptisch, schleimlösend und schmerzlindernd.

Anwenden bei beginnender Erkältung (A: Fußsohlen oder Brust), Bronchitis, Husten mit zähem Schleim (A: Brust), Ohrenschmerzen, Mittelohrentzündung (A: betroffenes Ohr bis etwa zwei Fingerbreit dahinter), Stockschnupfen (A: Fußsohlen).

Nicht anwenden bei Abneigung gegen den Zwiebelduft, Hautverletzungen im Bereich der Auflagestelle, offenem Trommelfell (!) und bei Kindern unter acht Monaten.

HÄUFIGKEIT
• 1- bis 2-mal
täglich, solange
Beschwerden
bestehen; nach 5
Tagen für 2 Tage
pausieren

ALTER
• ab 8 Monaten

Zu beachten: Je frischer die Zwiebel, desto mehr Wirkstoffe enthält diese. Zwiebelwickel nie in der Mikrowelle erwärmen, das zerstört die Wirkstoffe. Kontrollieren Sie unbedingt die Haut an der Auflagestelle, denn Zwiebeln können diese reizen!

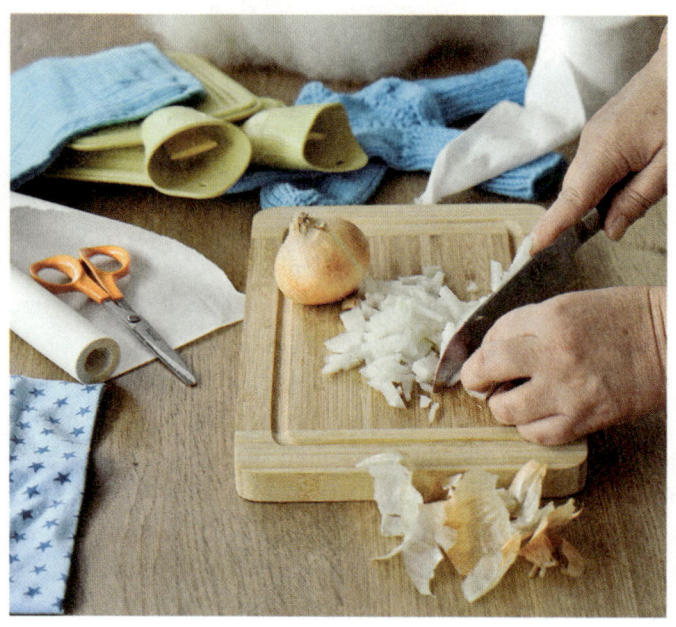

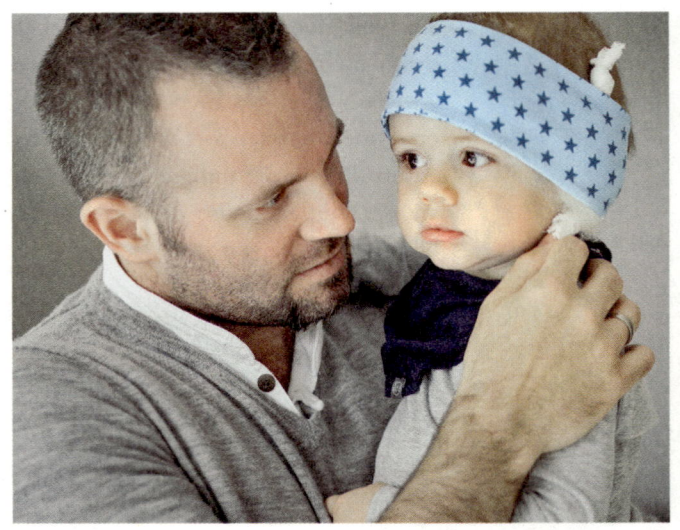

Durchführung: Zwiebel schälen und würfelig schneiden
Die Menge richtet sich nach der Auflagestelle. Das fertige
Päckchen soll etwa 1–1,5 cm dick sein.

In einen Schlauchverband füllen und die Enden verknoten.
Mit Butterbrotpapier (Schutz für die Wärmflaschen) umwickelt zwischen zwei heiß gefüllten Wärmflaschen auf Körpertemperatur erwärmen.

Nach Temperaturkontrolle am eigenen Unterarm auf die
betroffene Körperstelle auflegen und mit einer kleinen vorgewärmten Windel oder etwas Rohwolle abdecken.

Bei Brustkompressen wird das Zwiebelsäckchen mit einem Body oder Shirt befestigt.

Bei Ohrkompressen muss das Zwiebelsäckchen über das betroffene Ohr bis etwa zwei Fingerbreit hinter das Ohr aufgelegt werden. Es wird mit einem Tuch, einer dünnen Mütze oder einem Stirnband befestigt.

Bei Fußsohlenkompressen müssen immer beide Füße behandelt werden. Die Fixierung erfolgt mit Wollsocken und die Füße können zusätzlich auf eine gut temperierte, gefüllte Wärmflasche gestellt werden. Bei kleinen Kindern auf die Wärmflasche verzichten.

Wichtig ist die gute Beobachtung der Haut auf Rötungen oder Hautreizungen. Falls solche auftreten, den Wickel sofort entfernen. Mindestens 30 Minuten nachruhen. Zwiebelsäckchen im Restmüll entsorgen.

Zwiebelsäckchen zum Aufhängen

MAN NEHME
- 1 Zwiebel
- Messer
- Schneidbrett
- Schlauchverband oder weiße Socke

DAUER
- solange der Schnupfen besteht; wechseln, wenn die Zwiebel ihren Duft verliert

HÄUFIGKEIT
- mehrmals täglich

ALTER
- ab dem ersten Schnupfen

Mit dieser Anwendung haben Sie eine äußerst einfache, aber sehr effektive Methode zur Hand, die mit dem Kind selbst nicht in Berührung kommt. Ziel ist es, die Nase frei zu halten, um das Innenohr und die Nebenhöhlen besser zu durchlüften. Wenn die Atmung Ihres Kindes nicht durch die Verstopfung des Schnupfens beeinträchtigt ist, wird es besser durchschlafen und trinken. Die Dauer des Schnupfens wird nicht beeinflusst, es wird nur das Sekret verflüssigt und kann so leichter abfließen.

Durchführung: Schneiden Sie eine kleine Zwiebel würfelig und füllen Sie diese in einen Schlauchverband oder einen ausgedienten Socken. Verknoten Sie die offenen Enden und hängen Sie das Säckchen ans Babybett oder legen es einfach in die Nähe Ihres Kindes.

Anwenden bei Schnupfen.

Nicht anwenden bei heftigen Schleimhautreaktionen.

Zu beachten: Alle Familienmitglieder kommen in den Genuss dieser „Raumbeduftung". Verwenden Sie nur die normale Gartenzwiebel.

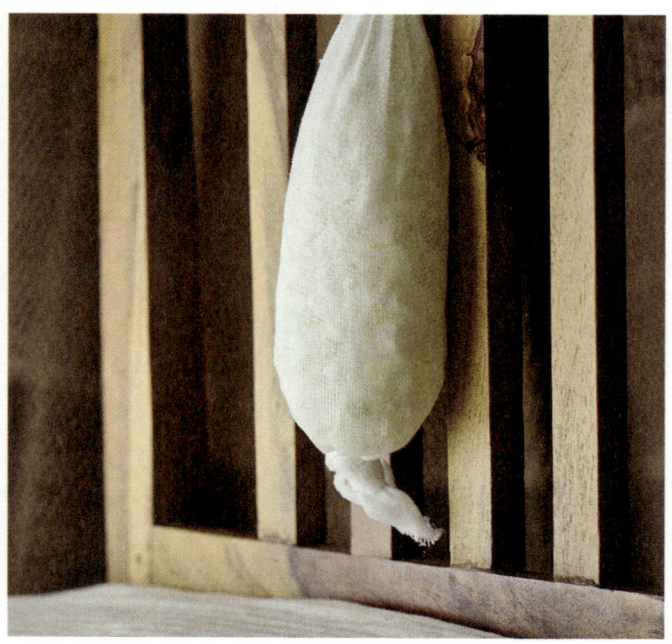

Stumpfe Verletzungen, Insektenstiche

*Egal wie gut Sie auf Ihr Kind achten, manche
Verletzungen lassen sich leider nicht verhindern.*

Kinder sind überraschend stabil gebaut und in den meisten
Fällen bleibt es bei blauen Flecken. Insektenstiche sind ein
Problem des Sommers, wobei manche Kinder mit extremen
Schwellungen reagieren, die starke Schmerzen und Juckreiz
verursachen können. Bei beiden Ursachen muss sofort ge-
kühlt werden, weil Kälte für eine Abschwellung und eine
Schmerzreduktion sorgt. Viele Kinder lehnen Kälte mit
lautstarkem Protest ab. Ursache dafür ist meist ein zu hoher
Kältegrad.

Kühlende Wickel mit Wasser

MAN NEHME
- 2 kleine Stoffwindeln oder Herrentaschentücher
- kleine Schüssel
- Badethermometer
- Wasser

DAUER
- mindestens 10 Minuten

Geben Sie in eine kleine Schüssel Wasser (1 bis 5 °C unter der Körpertemperatur des Kindes = 32–35 °C); bei sehr kleinen Kindern kontrollieren Sie mittels Badethermometer die Wassertemperatur. Tauchen Sie zwei Tücher ins Wasser, wringen eines aus, sodass es gerade nicht mehr tropft, und legen Sie dieses auf die betroffene Stelle. Ein

➤➤

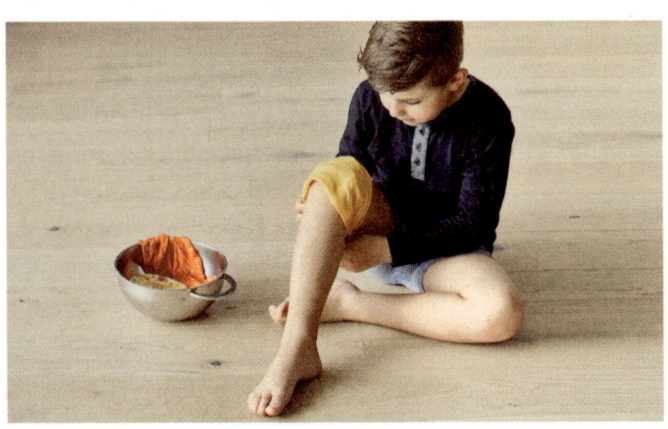

HÄUFIGKEIT
• mehrmals
  nach Bedarf
  wiederholen

ALTER
• ab Säugling

Außentuch ist dabei in der Regel nicht notwendig. Wechseln Sie das Tuch, sobald es nicht mehr kühlt, mit dem noch verbliebenen Tuch im Wasser. Das wird mehrmals wiederholt, bis keine Kühlung mehr notwendig ist. Nachbereitung ist nicht erforderlich.

Anwenden bei stumpfen Verletzungen und Quetschungen, Insektenstichen, Schwellungen, Nasenbluten (A: Nacken).

Nicht anwenden bei Ablehnung des Kindes, offenen Wunden.

Zu beachten: Passen Sie die Temperatur des Wassers unbedingt an Ihr Kind an. Je kleiner das Kind, desto weniger kalt! Wenn die Temperatur stimmt, akzeptiert fast jedes Kind kühlende Wickel. Messen Sie die Wassertemperatur unbedingt mit einem Badethermometer nach, weil manche Thermostate nicht korrekt arbeiten.

Kirschkernkissen kalt

MAN NEHME
· Kirschkernkissen

DAUER
· mindestens
  10 Minuten kühlen

HÄUFIGKEIT
· mehrmals
  nach Bedarf
  wiederholen

ALTER
· ab den ersten
  Stürzen

Durchführung: Legen Sie ein gekühltes Kirschkernsäckchen auf die betroffene Stelle und fixieren Sie dieses eventuell mit einer Baumwollwindel. Wechseln Sie das Säckchen, sobald es nicht mehr kühlt. Nachbereitung ist keine notwendig.

Anwenden bei: siehe „Kühlende Wickel mit Wasser".

Nicht anwenden bei: siehe „Kühlende Wickel mit Wasser".

Zu beachten: Um im Ernstfall gerüstet zu sein, empfiehlt es sich, ein bis zwei Kirschkernsäckchen im Kühlschrank vorrätig zu haben. Dazu schützen Sie dieses mit einem Gefrierbeutel, damit es keine Gerüche oder Feuchtigkeit annimmt.

Bauchschmerzen

*Bauchschmerzen können in ihrer Intensität
ganz unterschiedlich ausgeprägt sein.*

Manche Eltern kennen das bereits ab den ersten Lebenstagen ihres Kindes und andere überhaupt nicht. Verschiedenste Ursachen können Bauchschmerzen auslösen, die von harmlos bis gravierend reichen können. Es kann sich um Drei-Monats-Koliken, Infekte im Magen-Darm-Bereich verbunden mit Erbrechen und Durchfall, psychosomatischen Bauchschmerzen oder seltener Blinddarmentzündungen handeln. Wichtig ist die gute Beobachtung Ihres Kindes. Falls sich die Beschwerden mit einem Wickel nicht bessern oder mit Erbrechen, Durchfall und Fieber vebunden sind, suchen Sie dringend einen Arzt auf. Es gilt: Je kleiner das Kind, desto früher ist ein Arztbesuch notwendig.

Kirschkernkissen warm

MAN NEHME
- Kirschkernkissen
- Mikrowelle und ein Glas Wasser oder 2 heiß gefüllte Wärmflaschen

DAUER
- solange es für Ihr Kind angenehm ist

Durchführung: Erwärmen Sie ein Kirschkernkissen in der Mikrowelle zusammen mit einem Glas Wasser für 2 Minuten bei 800 Watt. Das Wasser ist notwendig, damit die Kirschkerne nicht verbrennen. Alternativ kann das Kirschkernkissen zwischen zwei heiß gefüllten Wärmflaschen einige Minuten angewärmt werden oder Sie legen es auf einen Heizkörper. Prüfen Sie vor dem Aufle-

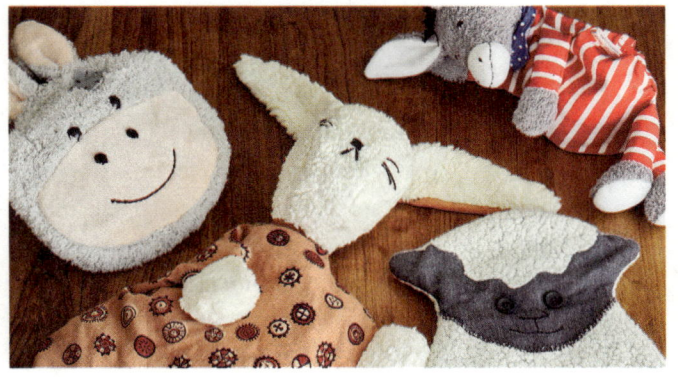

HÄUFIGKEIT
• mehrmals
nach Bedarf
wiederholen

ALTER
• ab Geburt

gen an Ihrer Unterarminnenseite, ob die Wärme für Ihr Kind verträglich ist. Fixieren kann man es mit der Bekleidung. Nachbereitung ist keine notwendig.

Anwenden bei Bauchschmerzen, Drei-Monats-Koliken, Blähungen, Verstopfungen, Unruhe und Einschlafschwierigkeiten, kalten Füßen, zum Vorwärmen des Bettchens bei sehr kälteempfindlichen Säuglingen.

Nicht anwenden bei Verdacht auf Blinddarmentzündungen.

Zu beachten: Achten Sie auf Sauberkeit! Die Kissen können in der Waschmaschine in einer Schutzhülle gewaschen werden, müssen aber anschließend sorgfältig getrocknet werden. Beim Trocknen (z. B. auf der Zentralheizung) regelmäßig durchschütteln und wenden, damit es zu keiner Schimmelbildung kommt. Kirschkernkissen sind auch in Form von diversen Kuscheltieren erhältlich.

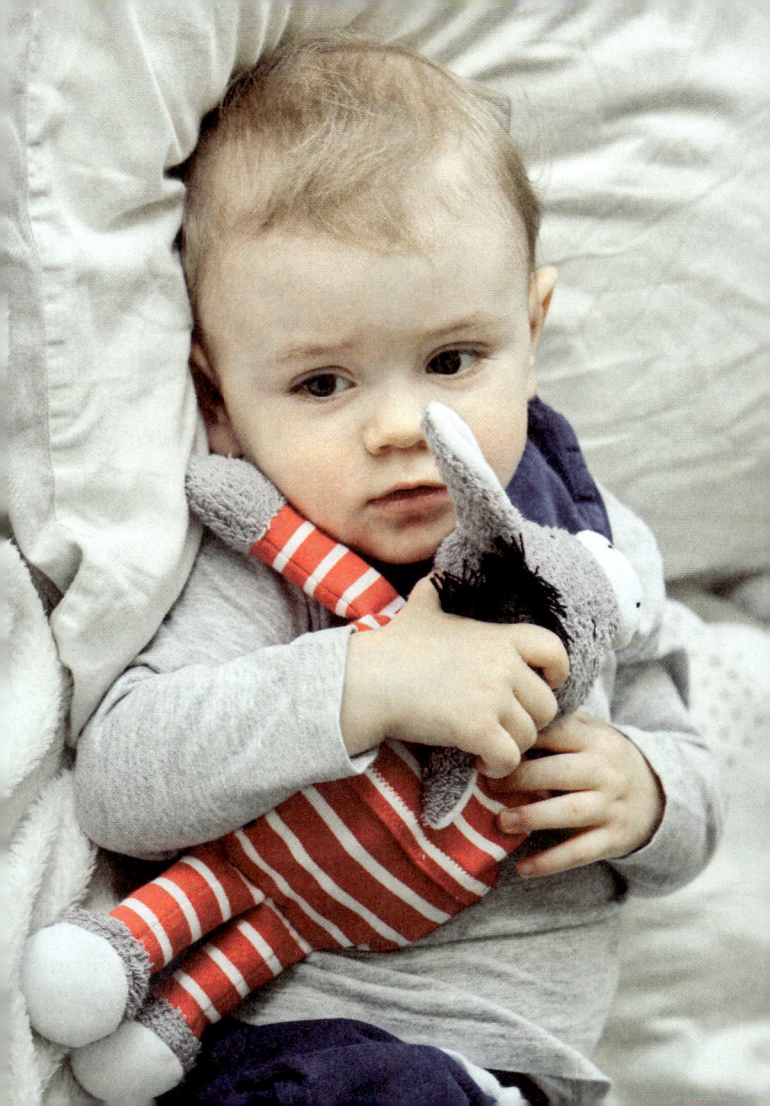

Kräutersäckchen mit Kamille

MAN NEHME
- eine kleine Handvoll Kamillenblüten
- Baumwollwatte oder Rohwolle
- Baumwollsäckchen oder Schlauchverband (ca. 30 cm)
- 2 Wärmflaschen

DAUER
- solange es für Ihr Kind angenehm ist

HÄUFIGKEIT
- mehrmals nach Bedarf wiederholen

ALTER
- ab Geburt

Durchführung: Kneten Sie die Kamillenblüten in ein Stück Baumwollwatte oder Rohwolle ein und stecken Sie das Ganze in ein Baumwollsäckchen bzw. ein Stück Schlauchverband. Verschließen Sie das Säckchen, wärmen es zwischen zwei heißen Wärmflaschen oder Ähnlichem an und prüfen Sie vor der Anwendung an Ihrer Unterarminnenseite, ob die Wärme für Ihr Kind verträglich ist. Je nach Auflagestelle fixieren.

Anwenden bei Bauchschmerzen, Ohrenschmerzen.

Nicht anwenden bei bekannten Allergien auf Korbblütler.

Zu beachten: Echte Kamille kann sehr selten Allergien auslösen. Kamillensäckchen nicht in der Mikrowelle anwärmen, das zerstört die Wirkstoffe.

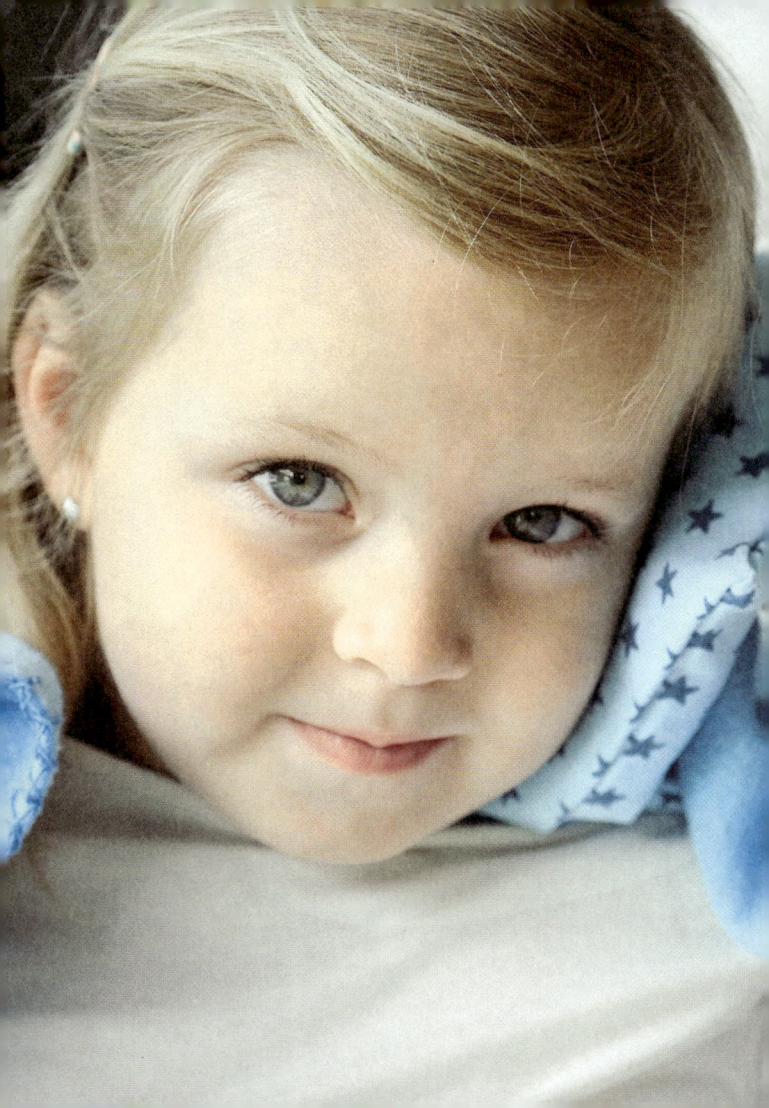

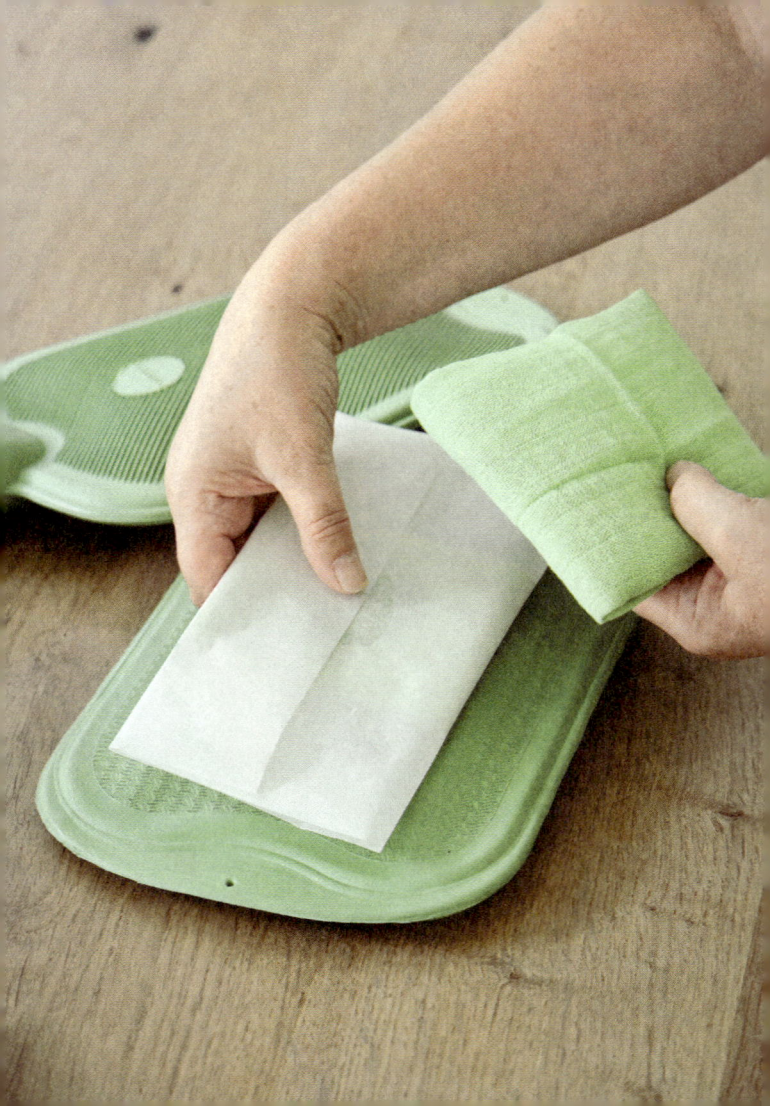

Ölkompresse

MAN NEHME
- kleines Baum-wolltuch
- 2 TL Olivenöl (kalt gepresst, Bioqualität)
- Butterbrotpapier oder Nylonsäck-chen
- 2 Wärmflaschen
- Rohwolle oder kleine Stoffwindel

DAUER
- 30 Minuten; kann auch über Nacht belassen werden

HÄUFIGKEIT
- 1-mal täglich vor dem Schlafengehen

ALTER
- ab Geburt

Durchführung: Falten Sie ein kleines Baumwolltuch je nach Auflagestelle auf die passende Größe (3 bis 4 lagig) und beträufeln Sie es mit 2 Teelöffeln Olivenöl, schlagen dieses zum Schutz der Wärmflaschen in Butterbrotpapier oder ein Nylonsäckchen ein und erwärmen es gemeinsam mit der kleinen Windel 2 bis 3 Minuten lang zwischen zwei heiß gefüllten Wärmflaschen. Nehmen Sie die Kompresse aus ihrer Umhüllung und prüfen Sie vor der Anwendung an Ihrer Unterarminnenseite, ob die Wärme für Ihr Kind verträglich ist. Olivenölkompressen werden nur temperiert angewendet, also so warm wie die normale Hauttemperatur. Legen Sie die Kompresse zügig auf die vorgesehene Stelle auf, geben die vorgewärmte kleine Windel oder etwas Rohwolle darüber und fixieren alles mit dem Body. ➥

Halten Sie Ihr Kind während dieser Anwendung im Bettchen oder auf Ihrem Arm gut warm. Nach der vorgegebenen Wickelzeit entfernen Sie das Tuch und werfen dieses weg.

Anwenden bei Bauchschmerzen, Drei-Monats-Koliken, Unterstützung der Leber (A: rechte Oberbauchseite), Hautpflege bei sehr trockenen Hautstellen.

Nicht anwenden bei offenen Hautstellen.

Zu beachten: Verwenden Sie ausschließlich kalt gepresstes, biologisches Olivenöl. Erwärmen Sie die Ölkompresse nicht in der Mikrowelle. Verwenden Sie zum Einschlagen des Öltuches keine Alufolie, diese wird zu heiß, sodass es zu Verbrennungen kommen kann.

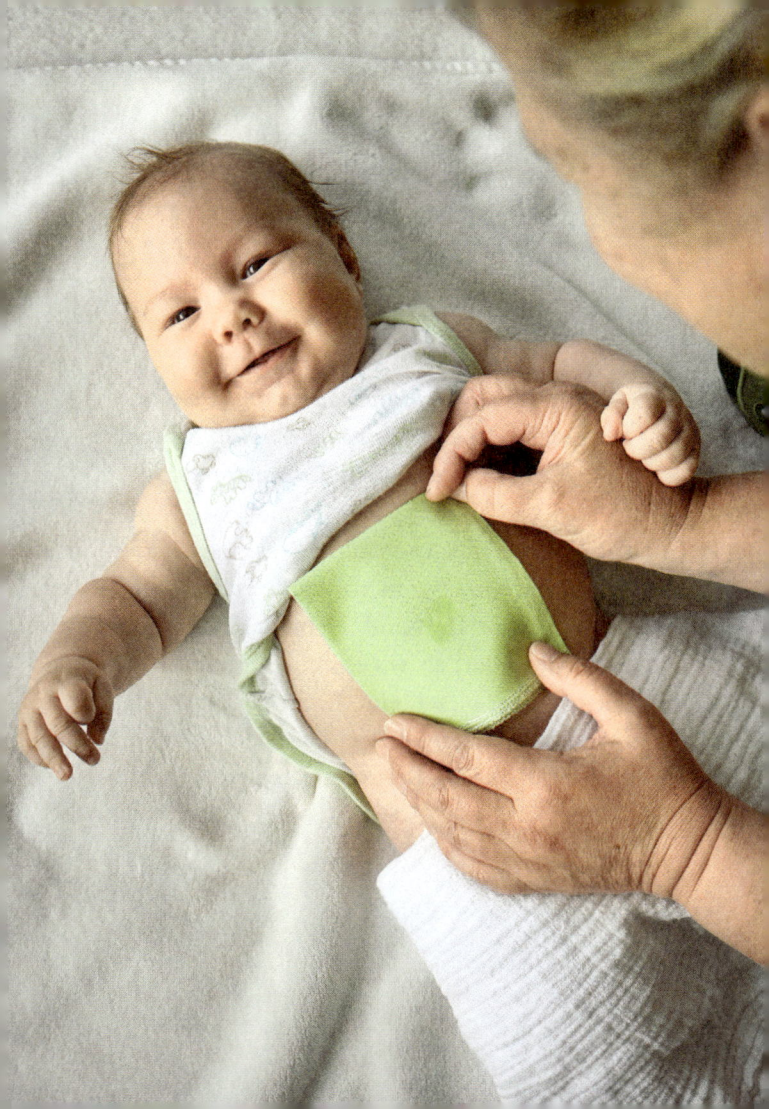

Schlafprobleme, Unruhe, Aufregung

❧❧❧

Das Thema Schlafprobleme und Unruhe
bei Säuglingen und Kleinkindern füllt zahlreiche
Bücher und diverse Internetforen.

Fast alle Eltern kennen schlaflose Nächte. Nehmen Sie es möglichst gelassen, es geht vorbei. Je ruhiger Sie bleiben, desto ruhiger wird Ihr Kind. Nehmen Sie Ihr Kind ernst und holen Sie es dort ab, wo es steht. Kräutersäckchen und Kirschkernkissen bieten eine Unterstützungsmöglichkeit, die einfach und unkompliziert angewendet werden kann. Ihr Kind lernt so auch Lösungsstrategien für sein späteres Leben kennen.

Kräutersäckchen

MAN NEHME
- Stoffsäckchen aus Baumwolle oder ein Stück Schlauchverband
- eine Handvoll Kräuter, wie etwa Orangenblüten, Eisenkraut, Melisse, Rosenblüten, Lavendel, Thymian, Hopfen, Kamille
- Baumwollwatte oder Rohwolle

DAUER
- solange es für Ihr Kind angenehm ist

HÄUFIGKEIT
- mehrmals nach Bedarf wiederholen

ALTER
- ab Geburt

Durchführung: Besorgen Sie sich im Fachhandel (Apotheken, Kräuterläden, Drogerien) die Kräuter, die dem Kind zusagen. Lassen Sie es daran schnuppern. Kinder spüren intuitiv, was ihnen guttut und das Kräutersäckchen wird deutlich besser wirken, wenn Sie Ihr Kind mithelfen lassen. Bei sehr kleinen Kindern treffen Sie als Eltern die Entscheidung. Nehmen Sie von den einzelnen Heilpflanzen nur sehr kleine Mengen, für das gesamte Kräuterkissen ist nur eine Handvoll nötig. Kneten Sie die Kräuter in Baumwollwatte oder Rohwolle ein und überziehen Sie es mit dem vorbereiteten Baumwollsäckchen bzw. Schlauchverband. Die Enden verknoten oder zubinden und das Kräuterkissen ist gebrauchsfertig. Bevor Sie es ans Kopfende in das Kinderbett legen, kneten

➡

Sie es kurz durch, damit sich der Geruch entfalten kann. Sie können das Säckchen auch in den Bauch eines Kuscheltieres einarbeiten.

Anwenden bei Einschlaf- und Durchschlafproblemen, Unruhe, Aufregung, Angst.

Nicht anwenden bei bekannten Allergien gegen diverse Kräuter.

Zu beachten: Die Kräutersäckchen können solange verwendet werden, bis diese nicht mehr duften. Spätestens nach einem Jahr verlieren die Heilkräuter ihre Wirkung und sind auszutauschen.

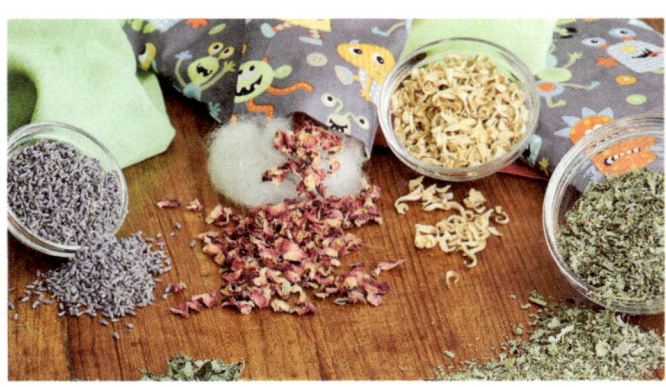

Fieber

❧✦❧

Fieber ist die Erhöhung der normalen Körpertemperatur
über bestimmte Grenzwerte.

Es ist das Schreckensgespenst vieler Eltern und sorgt für
Verunsicherung oder sogar Angst. Mit den unten angeführ-
ten Informationen können Sie das Problem gelassen und in
Ruhe angehen.

Warum hat mein Kind Fieber?

Fieber ist eine Reaktion unseres Körpers auf krank machen-
de Keime, wie Viren oder Bakterien. Das Fieber sorgt für eine
Schwächung der eingedrungenen Keime und regt das Immunsystem zur Bildung von Abwehrzellen an. Viele Untersu-
chungen haben gezeigt, dass die Infektabwehr bei 39 °C bis
41 °C effektiver abläuft als bei 37 °C. Fieber macht Ihr Kind
selbst und es ist für die Genesung Ihres Kindes wichtig.

Wie hoch ist die Normaltemperatur – ab wann ist es Fieber?

Die Körpertemperatur ist nicht immer gleich. Sie schwankt je nach Außentemperatur, Bekleidung und körperlicher Tätigkeit, z. B. erhöht sie sich bei Kindern durch Herumtoben oder durch längeres Schreien. Außerdem wird sie von der Tageszeit beeinflusst – morgens ist sie niedriger als abends. Unser Körper regelt die Temperatur über das Wärmeregulationszentrum im Gehirn und über die Haut. Wenn uns zu kalt ist beginnen wir zu zittern, um mit den Muskelkontraktionen Wärme zu erzeugen, und wenn uns zu heiß ist, schwitzen wir. So stellt der Körper sicher, dass wir immer die „richtige Temperatur" haben, damit unsere Organe und speziell das Gehirn optimal arbeiten können.

Normale Körpertemperatur (Körperkerntemperatur): 37 °C
Leicht erhöhte Temperatur: 37 °C bis 38 °C
Fieber: 38 °C bis 39 °C
Hohes Fieber: 39 °C bis 41 °C

Wie messe ich Fieber?

Bei Säuglingen ist die verlässlichste Methode, im Popo zu messen. Hier ermitteln Sie die Körperkerntemperatur. Bei Kindern ab zwei Jahren kann man auf eine Messung im Ohr, mittels eines speziellen Ohrthermometers, umstellen. Diese sind laut Herstellerangaben nicht für kleinere Kinder geeignet, da es zu falschen Messergebnissen kommen kann. Eine Messung mit einem Ohrthermometer funktioniert schneller, benötigt aber etwas mehr Übung und die dafür benötigten Geräte sind deutlich teurer als die normalen digitalen Fiebermesser.

Wichtig: Messen Sie nur Fieber, wenn Ihnen das Kind tatsächlich warm vorkommt. Routinemäßiges Fiebermessen ist nicht notwendig oder empfehlenswert.

Wie sehen die Begleitsymptome aus?

Fieber unterscheidet man in verschiedene Phasen, und in jeder sind die Symptome etwas anders:

Fieberanstieg

Das Kind friert, der Kopf ist warm, die Hände und Füße kalt. In dieser Phase sind Kinder oft unruhig, ängstlich, unzufrieden oder weinerlich. Manchmal treten allgemeine

Schmerzen, wie z. B. Rücken- oder Gliederschmerzen, auf. Es kann auch zu Schüttelfrost kommen.

Fieberhöhe

Das Kind hat die „richtige Temperatur" für seine Immun-abwehr erreicht, das Fieber steigt nicht weiter. Die Hände und Füße werden wieder warm, die Haut ist heiß, Puls und Atmung sind beschleunigt, weil das für den kleinen Körper Schwerarbeit bedeutet. Es kann zu Kopfschmerzen kom-men, die Zunge ist trocken oder belegt, auch Halluzina-tionen können auftreten. Vielfach wirken die Kinder er-schöpft.

Fieberabfall

In dieser Phase sinkt das Fieber. Die Kinder glühen, begin-nen zu schwitzen und schlafen oftmals ein.

Was sind Fieberkrämpfe?

Für alle Eltern ist das ein einschneidendes und schockieren-des Ereignis. Nur ein sehr kleiner Prozentsatz von Kindern im Alter von einem halben Jahr bis zu fünf Jahren bekom-men Fieberkrämpfe. Das Kind wird bewusstlos, es reagiert nicht auf Ansprache, die Hautfarbe ist leicht blau oder blass und oft atmet es verändert. Die Muskulatur kann schlaff werden, krampfen oder zucken. Die meisten Fieberkrämpfe dauern meist 1 bis 5 Minuten. Wichtig dabei ist, Ruhe zu bewahren! Stellen Sie sicher, dass Ihr Kind die Atemwege frei hat, wiegen Sie es sanft in den Armen und reden Sie beruhigend mit ihm. Wenn der Fieberkrampf nach einigen Minuten nicht von selbst aufhört, verständigen Sie den Notarzt oder Ihren Kinderarzt. Nach einem Fieberkrampf sollten Sie in jedem Fall Ihren Kinderarzt aufsuchen. In der Regel hinterlassen Fieberkrämpfe keine Schäden. Sie lassen sich auch nicht durch Fiebersenkung verhindern!

Was braucht ein fieberndes Kind?

Sorgen Sie für Nähe und Ruhe. Das Kind soll nicht in die Kinderkrippe, den Kindergarten oder Kontakt mit anderen Säuglingen und Kleinkindern haben. In der eigenen Familie lässt sich das allerdings nicht vermeiden.

Sorgen Sie für ausreichendes Trinken! Das Getränk soll eher kühl sein, alternativ kann auch je nach Alter Obst (Melonen, Ananas, Kiwi) oder Kompott angeboten werden. Zum Essen haben Kinder oft keine Lust. Solange diese Phase nur ein bis zwei Tage dauert, ist das nicht weiter besorgniserregend. Ausnahmen bilden Säuglinge, hier ist umgehend zu reagieren und mit dem Kinderarzt zu sprechen. Sorgen Sie für angepasste Kleidung, je nach Fieberphase.

Sorgen Sie für eine ruhige Umgebung. Kinder mit Fieber müssen nicht unbedingt das Bett hüten, aber sie sollen jederzeit die Möglichkeit haben, sich hinzulegen. Sie spüren sehr gut, was sie brauchen. Vermeiden Sie in dieser Zeit elektronische Medien, lesen Sie lieber ein Märchen vor oder spielen ein Spiel.

Sorgen Sie für frische Luft. Kinder mit Fieber dürfen sehr wohl ins Freie, sollen aber draußen nicht herumtoben. An heißen Sonnentagen bleiben Sie mit Ihrem fiebrigen Kind im Schatten, an kalten Tagen versorgen Sie es mit Mütze und Schal. Lüften Sie die Innenräume gut durch.

Beobachten Sie das Allgemeinbefinden des Kindes – viele kleine Kinder verarbeiten hohe Körpertemperaturen überraschend problemlos. Sie als Eltern können sehr gut beurteilen, wie sehr Ihr Kind beeinträchtigt ist. Wenn das Kind keine sehr ausgeprägte und belastende Begleitsymptomatik zeigt, können Sie mit dem Besuch beim Kinderarzt noch warten. Säuglinge bis 3 Monate mit Fieber sollten auf jeden Fall einem Kinderarzt vorgestellt werden.

Spezielle Maßnahmen
während der Fieberphasen

Fieberanstieg

Kinder müssen in dieser Phase gewärmt werden, mit Kleidung, einer warmen Decke oder einem angewärmten Kuscheltier. Am besten Sie schlüpfen mit dem Kind unter die Decke, so wärmt Ihr Körper das Kind mit.

Fieberhöhe

Ziehen Sie Ihr Kind nur sehr leicht an. Entfernen Sie gegebenenfalls die Einmalwindel und verwenden ein Frotteehöschen. Die Körpertemperatur wird über die Haut ausgeglichen. Windeln bedecken ca. ¼ der Hautoberfläche. Achten Sie darauf, dass das Kind keine Mütze aufhat, über den Kopf wird viel Wärme abgegeben. Beginnen Sie mit der Fiebersenkung durch Pulswickel erst ab 39 °C oder wenn Ihr Kind sehr unter Begleitsymptomen leidet.

Fieberabfall

Hier ist mit einem Kleiderwechsel und leichterer Decke zu reagieren und für Ruhe zu sorgen. Gerade in dieser Phase ist es wichtig, den Kindern ausreichend Getränke anzubieten, wecken Sie es dazu aber nicht.

Pulswickel

Ich empfehle als fiebersenkende Maßnahme Pulswickel, weil die Kinder dazu nicht ausgezogen werden müssen, sie leichter akzeptiert werden, weniger aufwändig sind und das gleiche Ergebnis erzielen wie Wadenwickel bzw. sogenannte Essigpatscherl.

Die Wirkungen, die eintreten sollen, sind: Das Fieber sinkt um 0,5 °C bis 1 °C, das Kind schläft ein oder beginnt zu schwitzen, die Begleitbeschwerden bessern sich, der Kopf des Kindes fühlt sich nicht mehr so heiß an.

DAUER
• 3 bis 4 Wieder-
holungen;
eventuell vorher
stoppen, wenn das
Kind einschläft

HÄUFIGKEIT
• maximal 3-mal
täglich

ALTER
• ab dem ersten
Fieber

Anwenden bei Fieber ab 39 °C.

Nicht anwenden bei kalten Händen oder Füßen, Schüttelfrost, Kindern mit Blasenentzündungen.

Zu beachten: Kontrollieren Sie die Temperatur des Wassers mit einem Badethermometer!

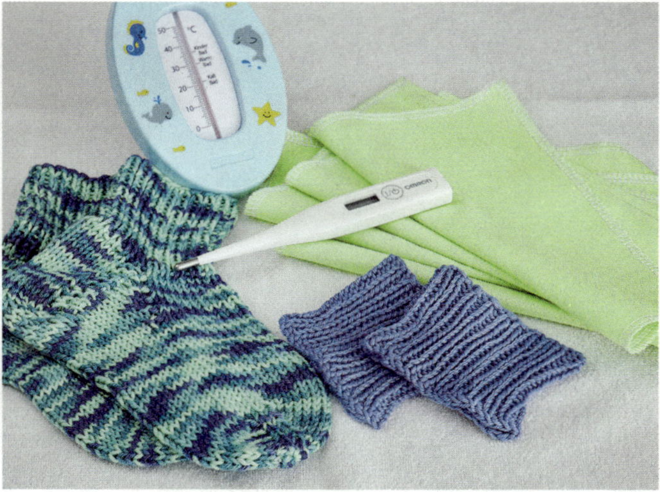

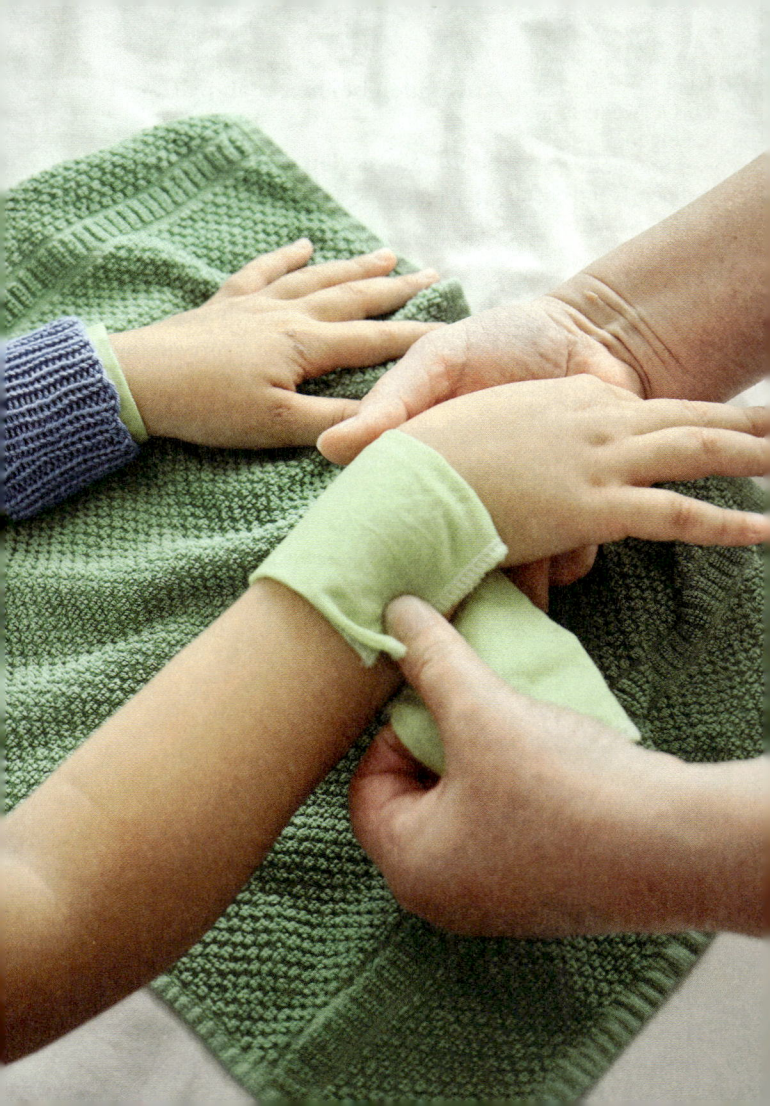

Durchführung: Bereiten Sie das notwendige Material vor und falten Sie die Wickelinnentücher der Länge nach auf ca. 3 cm bzw. 5 cm. Machen Sie die Handgelenke frei. Messen Sie die Temperatur Ihres Kindes. Legen Sie die vier Innentücher in die Schüssel mit dem korrekt temperierten Wasser. Wringen Sie zwei Tücher nur leicht aus – sie sollen gerade nicht mehr tropfen – und wickeln Sie diese glatt um die Handgelenke des Kindes und fixieren diese mit einem kleinen Außentuch, einem Stück Schlauchverband oder gestrickten Pulswärmern aus Baumwollgarn. Wichtig ist, die Pulswickel immer an beiden Armen anzulegen.

Wechseln Sie die Wickel, sobald sie warm werden, das dauert in der Regel nur wenige Minuten, und wiederholen Sie den Vorgang 3- bis 4-mal, immer mit frisch eingelegten Tüchern.

Schläft das Kind in der Zwischenzeit ein, entfernen Sie den Wickel und decken das Kind nur leicht zu. Kontrollieren Sie frühestens nach 30 Minuten die Temperatur; falls das Kind schläft, auf keinen Fall dafür wecken. Beobachten Sie Ihr Kind gut! Falls Ihr Kind die Pulswickel nicht akzeptiert, versuchen Sie es mit einer anderen Methode, z. B. einer kühlenden Waschung oder einem temperatursenkenden Bad (Anleitung siehe www.calendula.at).

Ein Plädoyer für die Selbsthilfe

Heutzutage sind viele Mütter und Väter bereit, ihre Kinder bei der Genesung der oft zahlreichen Infekte in den ersten Lebensjahren auf natürliche Art und Weise zu unterstützen. Eltern wollen in die Pflege ihres kranken Kindes mit einbezogen werden.

Wickel und Kompressen bieten hierzu einen guten Ansatzpunkt, Wissen zu vermitteln und damit nachhaltig für die Gesundheit der Kinder etwas zu tun. Durch unser Vorleben vermitteln wir, dass jeder Einzelne viel zur Genesung beitragen kann. Kinder sehen anhand von Vorbildern, wie einfach Wickel in ihrer Anwendung sind, wie rasch sie wirken und wie wohltuend diese sind.

Etwas größere Kinder können schon einfache Wickelanwendungen geschickt selbst ausführen oder bei der Vorbereitung mitwirken. So lernen heranwachsende Menschen

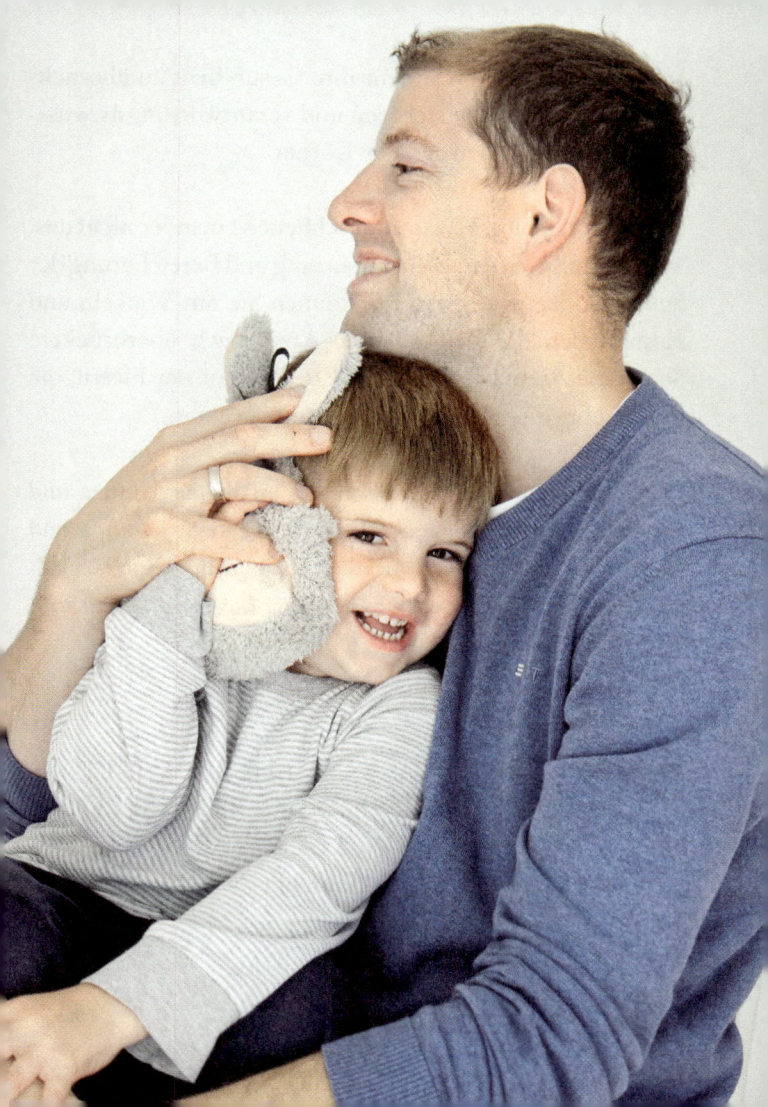

selbst die Verantwortung für ihre Gesundheit zu übernehmen und einen selbstsicheren und verantwortungsbewussten Umgang mit dem eigenen Körper.

Schulmedizin und Hausmittel schließen einander nicht aus. Wickel sind eine sinnvolle Ergänzung und Bereicherung der Schulmedizin. Auf jeden Fall können Sie mit Wickeln und Kompressen die Zeit bis zum Arztbesuch überbrücken. Sehr viele Ärzte begrüßen das Engagement der Eltern, die Gesundung ihres Kindes aktiv zu unterstützen.

Danke für die tolle Unterstützung an meine Kinder und Schwiegerkinder. Danke an Felix, Max, Levi, Johanna und Martin für ihre freudige Mitarbeit. Danke an meine Wickelzwerge und ihre tollen Mamas für ihren Einsatz und ihre konstruktiven Feedbacks.

—•—

„WER KENNT DAS KIND BESSER ALS DIE EIGENEN ELTERN? TRAUEN SIE SICH ZU, IHR KIND EINZUSCHÄTZEN!"
Evelin Habicher

—•—

Die Servus-Familie

Servus ist regional verwurzelt und steht für Werte wie Natürlichkeit, Brauchtum, unvergängliche Schönheit, Lebensfreude, Genuss und das fast vergessene Wissen, in dem unendlich viel Modernität steckt.

ServusTV liefert Kultur, Heimat, Natur, Unterhaltung, Sport und Informationen stets in höchster Qualität – einfach bessere Unterhaltung.

Das **Magazin Servus in Stadt & Land** widmet sich Monat für Monat allen Themen, die das Leben im jahreszeitlichen Rhythmus einfach und schön machen.

Der **Servus Buchverlag** macht in traditioneller Buchmacherkunst die Heimat erlebbar.

Der **Online-Shop Servus am Marktplatz** bietet liebevoll hergestellte regionale Handwerksprodukte.

Die Servus-Familie: Heimat für alle Sinne!

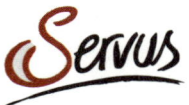

Über die Autorin

Evelin Habicher ist Diplomierte Gesundheits- und Krankenschwester, Wickelfachfrau, Heilpflanzenfachfrau, dreifache Mutter und dreifache Großmutter. Sie leitet seit vielen Jahren Fortbildungen für Diplomiertes Krankenpflegepersonal, konzipierte und leitete die Weiterbildung *Komplementäre Pflege* nach GuKG § 64, hält Seminare für Eltern, Hebammen und Apothekerinnen und arbeitet in ihrem Beruf als Nachtschwester täglich mit Komplementärer Pflege.

Homepage von Evelin Habicher: www.calendula.at
Homepage des Internationalen Fachgremiums für Wickel und Kompressen: www.wickel.biz

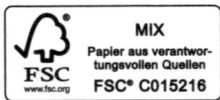

MIX
Papier aus verantwortungsvollen Quellen
FSC® C015216
FSC
www.fsc.org

© 2016 Servus bei Benevento Publishing, eine Marke der Red Bull Media House GmbH, Wals bei Salzburg · Alle Rechte vorbehalten, insbesondere das des öffentlichen Vortrags, der Übertragung durch Rundfunk und Fernsehen sowie der Übersetzung, auch einzelner Teile. Kein Teil des Werkes darf in irgendeiner Form (durch Fotografie, Mikrofilm oder andere Verfahren) ohne schriftliche Genehmigung des Verlages reproduziert oder unter Verwendung elektronischer Systeme verarbeitet, vervielfältigt oder verbreitet werden. Titelsatz aus einer Kalligrafie von Karl Starzer, Satz aus der Hoefler Text und The Sans. · Medieninhaber, Verleger und Herausgeber: Red Bull Media House GmbH · Oberst-Lepperdinger-Straße 11–15 · 5071 Wals bei Salzburg, Österreich · Gestaltung und Satz: graficde'sign. pürstinger, Alex Stieg · Bilder: Cover und Innenteil: Peter Podpera

Printed in Italy
ISBN 978-3-7104-0063-6

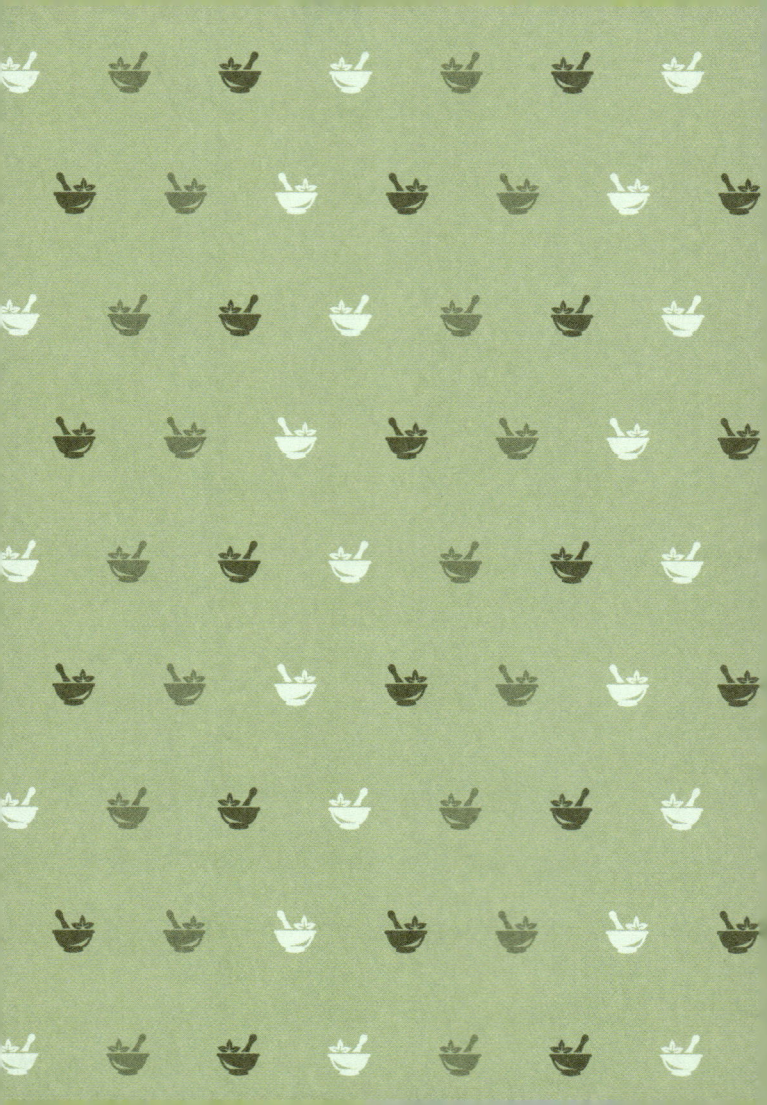